Miller/Klunker

Beziehungen der Arzneien unter sich

Beziehungen
der Arzneien unter sich

nach

H. C. Allen, Boger, Bönninghausen, Chiron, Clarke,

Guernsey, Hering, Kent, Lutze, P. Schmidt, R. Schmidt,

E. Wright-Hubbard usw.

Nach der von R. Gibson Miller
besorgten Erstausgabe

Neu herausgegeben und mit einem
Vorwort versehen von *Dr. W. KLUNKER*

7., verbesserte Auflage

Karl F. Haug Verlag · Heidelberg

CIP-Titelaufnahme der Deutschen Bibliothek

Miller, Robert Gibson:
Beziehungen der Arzneien unter sich : Nach H. C. Allen, Boger, Bönninghausen, Chiron, Clarke, Guernsey, Hering, Kent, Lutze, P. Schmidt, R. Schmidt, E. Wright-Hubbard usw. / nach d. von R. Gibson Miller besorgten Erstausg. – 7., verb. Aufl. / neu hrsg. u. mit e. Vorw. vers. von W. Klunker. – Heidelberg : Haug, 1989.

Einheitssacht.: Relationship of remedies ‹dt.›
ISBN 3-7760-1112-2

NE: Klunker, Will [Hrsg.]

© 1959 Karl F. Haug Verlag, Ulm/Donau

Alle Rechte, insbesondere die der Übersetzung in fremde Sprachen, vorbehalten. Kein Teil dieses Buches darf ohne schriftliche Genehmigung des Verlages in irgendeiner Form – durch Photokopie, Mikrofilm oder irgendein anderes Verfahren – reproduziert oder in eine von Maschinen, insbesondere von Datenverarbeitungsmaschinen, verwendbare Sprache übertragen oder übersetzt werden.
All rights reserved (including those of translation into foreign languages). No part of this book may be reproduced in any form – by photoprint, microfilm, or any other means – nor transmitted or translated into a machine language without written permission from the publishers.
2. Auflage 1964
3. Auflage 1981 Karl F. Haug Verlag GmbH & Co., Heidelberg
4. Auflage 1983
5. Auflage 1984
6. Auflage 1987
7. Auflage 1989
Verlags-Nr. 8986 · Titel-Nr. 2112 · ISBN 3-7760-1112-2
Gesamtherstellung: Progressdruck GmbH, 6720 Speyer

VORWORT
zur 1. Auflage

Dieses kleine praktische Büchlein ist mir schon seit langen Jahren ein wertvoller Wegweiser in der Therapie. Wie oft hat es mir die Mittelwahl erleichtert, mir geholfen Irrtümer zu vermeiden oder deren Folgen besser zu verstehen. Die Freunde und die Feinde sind leicht zu erkennen, und so wird dieses Büchlein Ihr Gedächtnis bedeutend unterstützen. Immer wieder wurde ich um den Besitz dieses Helfers beneidet, und so ist es mir eine große Freude, dieser neuen Ausgabe Pate stehen zu dürfen. Ich danke an dieser Stelle dem Verleger *Karl Haug* dafür, daß er in Form und Gestaltung des deutschen Textes der Tradition der englischen und der spanischen Ausgaben treu geblieben ist.

Ich bin überzeugt, daß dieser kleine Freund seinen Benützern sehr viel Freude bereiten wird.

Dr. R. Stahl

VORWORT
zur 3. Auflage

Die 3. Auflage dieses 1959 von Dr. Robert Stahl neu herausgegebenen, auf *Dr. R. Gibson Miller* zurückgehenden praktischen Büchleins wurde auf Wunsch des Verlags einer erneuten Überarbeitung unterworfen, die aber die bewährte bisherige Anlage und Gestalt möglichst unangetastet lassen wollte. Trotzdem schienen zwei Änderungen notwendig: die drei Verschlimmerungszeiten „vormittags", „mittags" und „nachts" leisteten für die Praxis nur halbe Dienste; vielmehr sollten sechs Tageszeiten unterschieden werden. Diese Spalte wurde also völlig neu bearbeitet, wobei vor allem auf eine möglichste „generality" für die Mittel geachtet wurde. Bogers „Times of the Remedies and Moon phases" war mir neben Kents Repertorium eine wichtige Hilfe. Um mit Einzelbuchstaben auszukommen, mußten die Abkürzungen der Tageszeiten aus dem Englischen genommen werden. Sodann wurde die immer wieder mißverstandene Spalte „Wirkungsdauer" weggelassen. Die sogenannte „Wirkungsdauer" ist abhängig vom Mittel, von der Homöopathizität der Verordnung, von der Potenz und vom Zustand des Patienten. Für die Gabenwiederholung gelten einzig die Regeln des Organon und von Kents „Philosophy". Neu überprüft wurden auch die „Seitenbeziehungen". Die Änderungen wollen ebenfalls möglichst der „generality" und der methodischen Sicherung der Angaben Rechnung tragen. Die übrigen Spalten wurden durchgesehen und mit bewährten Zusätzen, die in mein eigenes Exemplar im Lauf der Jahre übertragen worden waren, bereichert. Sie gehen auf *Clarke, Hering, Kent, Pierre Schmidt, Roger Schmidt* und *Elisabeth Wright-Hubbard* zurück. Dem Verlag ist für die Wiederauflage in der traditionellen Form zu danken.

Dr. Will Klunker

Beziehungen und Eigenschaften der wichtigsten homöopathischen Arzneimittel

Seitenbeziehung, Verschlimmerungszeiten, Freunde und Feinde

Nach H. C. ALLEN, BOGER, BÖNNINGHAUSEN, CHIRON, CLARKE, GUERNSEY, HERING, KENT, LUTZE, P. SCHMIDT, R. SCHMIDT, E. WRIGHT-HUBBARD usw.

Die Seitenbeziehung wird durch die Anfangsbuchstaben R. und L. bezeichnet, welche in die zweite Spalte nach dem Namen der Arznei gesetzt sind. R. heißt rechts, L. links. Sind diese groß geschrieben, so will das heißen, daß die Seitenbeziehung im höheren Grad steht. U heißt „einseitig". Bei den Arzneien, die gekreuzte Seitenbeziehungen haben, werden diese durch LO (links oben und rechts unten) oder RO (rechts oben und links unten) ausgedrückt.

★

Hinter dem Namen der Arznei in der dritten Spalte folgen die Buchstaben, welche die Tageszeit anzeigen, zu der Verschlimmerung eintritt; D heißt tagsüber, M morgens, F vormittags, A nachmittags, E abends und N nachts. Große Buchstaben bedeuten den größeren Grad, kleine Buchstaben den kleineren Grad.

La latéralite est exprimée par les lettres R. (droite) et L. (gauche) après le nom du remède et dans la 2ème colonne. Si la lettre est majuscule, la latéralité est au degré supérieur. Si les médicaments ont des latéralités croisées, elles s'expriment par LO (en haut à gauche et en bas à droite) ou RO (en haut à droite et en bas à gauche); U signifie "unilatéral".

★

Dans la 3ème colonne on trouve les lettres qui indiquent le moment de l'aggravation. D = journée, M = matin, F = matinée, A = après-midi, E = soir, N = nuit. Si les lettres sont des majuscules, l'aggravation sera au degré supérieur; en caractères courants, elle sera au degré inférieur.

Laterality is expressed by letters R. (right) and L. (left), after the name of the remedy and in the second column. U means "one-sided". If the letter is in capitals, laterality will be in the higher degree. Medication which has crossed laterality is shown with an LO (left upper and right lower) or RO (right upper and left lower).

★

In the third column are initials which show at what part of the day the appearance or aggravation sets in: D means daytime, M morning, F forenoon, A afternoon, E evening, N night. If the letters are capitals, it means that aggravation is in the higher degree, ordinary type means in the lower degree.

Name der Arznei	Seiten- beziehung	Ver- schlimme- rungszeit	Ergänzt durch	Arzneien, die gut folgen (Freunde)	Entgegen- gesetzte (Feinde)	Gegenmittel
Acid. acet.	–	–	China	–	Borax, Caust., Nux, Ran. b., Sars.	Acon., Natr. mur., Nux, Sep., Tabac.
Acid. fluor.	lo.	N.	Coca, Sil.	Acid. nitr., Graph.	–	Sil.
Acid. lact.	–	–	–	Psor.	Coff.	Bry.
Acid. mur.	l. r. lo.	A.	–	Calc., Kali carb., Nux, Puls., Sep., Sil., Sulf.	–	Bry., Camph.
Acid. nitr.	L. u.	d. M. A. e. n.	Ars., Calad.	Arn., Arum t., Bell., Calc., Carbo v., Kali carb., Kreos., Merc., Phos., Puls., Sec., Sep., Sil., Sulf., Thuja	Lach.; Ac. nitr. folgt nicht auf Calc.	Acon., Calc., Con., Hep., Merc., Mez., Sulf.

11

Name der Arznei	Seitenbeziehung	Verschlimmerungszeit	Ergänzt durch	Arzneien, die gut folgen (Freunde)	Entgegengesetzte (Feinde)	Gegenmittel
Acid. phos.	u.	M. A. E. n.	—	Acid. fluor., Ars., Bell., Calc-p., Caust., Chin., Ferr., Ferr-p., Kali-p., Lyc., Nat-p., Nux, Puls., Rhus., Selen., Sep., Sulf., Veratr.	—	Camph., Coff., Staph.
Acid. sulf.	R. U.	E. N.	Puls.	Arn., Calc., Con., Lyc., Plat., Sep., Sulf.	—	Puls.
Acon.	r.	M. N.	Arn., Bell., Coff., Sulf.	Abrot., Arn., Ars., Bell., Bry., Cact., Calc., Canth., Cocc., Coff., Hep., Ipec., Kali brom., Merc., Puls., Rhus., Sep., Sil., Spig., Spong., Sulf.	—	Acid. acet., Bell., Berb., Cham., Coff., Nux, Paris, Sulf., Vinum

Name der Arznei	Seiten-beziehung	Ver-schlimme-rungszeit	Ergänzt durch	Arzneien, die gut folgen (Freunde)	Entgegen-gesetzte (Feinde)	Gegenmittel
Aesc. h.	r. u.	m.	–	–	–	Nux
Aeth.	–	–	Calc.	–	–	Vegetable Acids
Agar.	u. LO	M. A.	–	Bell., Calc., Cupr., Merc., Op., Puls., Rhus, Sil., Tarent., Tuberc.	–	Calc., Puls., Rhus, Vinum
Agnus	–	–	–	Ars., Bry., Calad., Ign., Lyc., Puls., Selen., Sulf.	–	Camph., Nat-m. Nux
Allium cepa	l.	a. E.	Phos., Puls., Sars., Thuja.	Calc., Sil.	All. s., Aloe, Squilla	Arn., Cham., Nux, Thuja, Veratr.

Name der Arznei	Seiten-beziehung	Ver-schlimme-rungszeit	Ergänzt durch	Arzneien, die gut folgen (Freunde)	Entgegen-gesetzte (Feinde)	Gegenmittel
Allium sat.	—	—	Ars.	—	All. c., Aloe, Squilla	Lyc.
Aloe	—	A. E.	Sulf.	Acid. sulf., Kali br., Sep., Sulf.	All-c., All. s.	Camph., Lyc., Nux, Sulf.
Alumen	r.	—	—	—	Plb.	Cham., Nux, Ipec., Sulf.
Alum.	U. r. lo.	d. A. n.	Bry., Ferr.	Arg.-m., Bry., Lach., Sulf.	—	Bry., Camph., Cham., Ipec., Puls.
Ambra	RO.	M. A.	—	Lyc., Puls., Sep., Sulf.	—	Camph., Coff., Nux, Puls., Staph.
Amm. carb.	r.	A. E.	—	Bell., Bry., Calc., Lyc., Phos., Puls., Rhus, Sep., Sulf., Veratr.	Lach.	Am., Camph., Hep., Lach.

Name der Arznei	Seitenbeziehung	Verschlimmerungszeit	Ergänzt durch	Arzneien, die gut folgen (Freunde)	Entgegengesetzte (Feinde)	Gegenmittel
Amm. mur.	—	d. M. A. e. N.	—	Ant. c., Coff., Merc., Nux, Phos., Puls., Rhus, Sanic.	—	Camph., Coff., Hep., Nux.
Anac.	U. l. lo.	M.	—	Lyc., Plat., Puls.	—	Clem., Coff., Crot. t., Jug. c., Ran. b., Rhus.
Angust.	—	E.	—	Bell., Ign., Lyc., Sep.	—	Bry., Chel., Coff.
Ant. crud.	l. ro.	M. A. E. N.	Squilla	Calc., Lach., Merc., Puls., Sep., Sulf.	—	Calc., Hep., Merc.

Name der Arznei	Seiten-beziehung	Ver-schlimme-rungszeit	Ergänzt durch	Arzneien, die gut folgen (Freunde)	Entgegen-gesetzte (Feinde)	Gegenmittel
Ant. tart.	l.	E. n.	Ipec.	Bar. carb., Carbo v., Camph., Cina, Ipec., Puls., Sep., Sulf., Tereb.	—	Asa f., Chin., Cocc., Con., Ipec., Laur., Merc., Op., Puls., Rhus, Sep.
Apis	R. l.	A.	Natr. mur.	Arn., Ars., Graph., Jod, Kali-bi., Lyc., Natr. mur., Phos., Puls., Stram., Sulf.	Phos., Rhus	Acid. carbol., Acid. lact., Canth., Ipec., Lach., Led., Natr. mur., Plant.
Arg. met.	R. l. u.	M. F. E.	—	Calc., Puls., Sep.	—	Merc., Puls.

Name der Arznei	Seiten-beziehung	Ver-schlimme-rungszeit	Ergänzt durch	Arzneien, die gut folgen (Freunde)	Entgegen-gesetzte (Feinde)	Gegenmittel
Arg. nitr.	L. u.	M. a. e. n.	Nat-m.	Bry., Calc., Kali carb, Lyc., Merc., Puls., Sep., Sil., Spig., Spong., Veratr.	Coff., Vesp.	Ars., Calc., Jod., Lyc., Merc., Natr. mur., Phos., Puls., Rhus, Sep., Sil., Sulf.
Arnica	r. l. lo.	M. E.	Acon., Hyper., Ipec., Rhus, Veratr.	Acid. sulf., Acon., Ars., Bar. mur., Bell., Berb., Bry., Cact., Calc., Calend., Cham., Chin., Con., Curare, Hep., Iod., Ipec., Led., Nux, Phos., Psor., Puls., Rhus, Ruta, Sulf., Veratr.	—	Acon., Ars., Camph., Chin., Cic., Ferr., Ign., Ipec.

Name der Arznei	Seiten-beziehung	Ver-schlimme-rungszeit	Ergänzt durch	Arzneien, die gut folgen (Freunde)	Entgegen-gesetzte (Feinde)	Gegenmittel
Arsen	R.	E. n.	All. s., Carbo v., Natr. sulf., Phos., Pyrog., Thuja	Acid. fluor., Apis, Aran., Bar. carb., Bell., Cact., Calc. phos., Cham., Chel., Chin., Cic., Ferr., Hep., Ipec., Jod., Kali bi., Lach., Lyc., Merc., Natr. sulf., Nux, Phos., Ran. sc., Rhus, Sulf., Thuja, Veratr.	—	Camph., Carbo v., Chin., Chin-s., Euph., Ferr., Graph., Hep., Ipec., Jod, Kali bi., Lach., Merc., Nux-m., Nux, Op., Samb., Sulf., Tabac., Veratr.
Arum t.	—	—	—	Euph.	Calad.	Acid. acet., Acid. lact., Bell., Puls.
Asa f.	L. U.	A. E. N.	—	Chin., Merc., Puls.	—	Camph., Caust., Chin., Merc., Puls., Valer.

Name der Arznei	Seiten-beziehung	Ver-schlimme-rungszeit	Ergänzt durch	Arzneien, die gut folgen (Freunde)	Entgegen-gesetzte (Feinde)	Gegenmittel
Asar.	L.	A. E.	—	Acid. sulf., Bism., Caust., Puls., Sil.	—	Acid. acet., Camph.
Aster r.	l.	—	—	—	Coff., Nux	Plumb, Zinc.
Aurum	R.	M. n.	—	Acid. nitr, Acon., Bell., Calc., Chin., Lyc., Merc., Puls., Rhus, Sep., Sulf., Syph.	—	Bell., Camph., Chin., Cocc., Coff., Cupr., Merc., Puls., Sol. n., Spig.
Aur. m. n.	—	—	—	—	Coff.	—
Bacill.	—	—	Calc-p.	—	—	—
Badiaga	—	—	Jod, Merc., Sulf.	Lach.	—	—
Baptisia	R.	M. E.	—	Acid. nitr., Crotal., Ham., Pyrog., Tereb.	—	Phyt., Sang.

Name der Arznei	Seiten-beziehung	Ver-schlimmerungszeit	Ergänzt durch	Arzneien, die gut folgen (Freunde)	Entgegen-gesetzte (Feinde)	Gegenmittel
Bar. carb.	u.	N.	Dulc.	Acid. nitr., Ant. t., Chin., Con., Lyc., Merc., Phos., Psor., Puls., Rhus, Sep., Sil., Sulf., Tuberc.	nach Calc. nach Merc.	Ant. t., Bell., Camph., Dulc., Merc., Zinc.
Bellad.	R.	a	Calc., Lach.	Acid. mur., Acon., Ars., Cact., Calc., Carbo v., Cham., Chin., Con., Curare, Hep., Hyosc., Lach., Merc., Merc. j. r., Mosch., Nux, Puls., Rhus, Seneg., Sep., Sil., Stram., Sulf., Valer., Veratr.	Acid. acet., Dulc.	Acon., Camph., Coff., Hep., Hyosc., Merc., Op., Puls., Sabad., Vinum
Berb.	l.	m.	Lyc.	—	—	Bell., Camph.
Bism.	r.	A	—	Bell., Calc., Puls., Sep.	—	Calc., Caps., Coff., Nux

Name der Arznei	Seiten-beziehung	Ver-schlimmerungszeit	Ergänzt durch	Arzneien, die gut folgen (Freunde)	Entgegengesetzte (Feinde)	Gegenmittel
Borax	R.	M. E.	–	Ars., Bry., Calc., Lyc., Nux, Phos., Sil.	Acid. acet., Vinum	Cham., Coff.
Bovista	–	M. N.	–	Alum., Calc., Rhus, Sep. Veratr.	Coff.	Camph.
Brom.	l.	n.	–	Arg. nitr., Kali carb.	–	Amm. carb., Camph., Magn. carb., Op.
Bryonia	R. U. l.	A	Alum., Nat-m, Phos., Rhus	Abrot., Acid. mur., Alum., Ant. t., Ars. Bell. Berb., Cact., Carbo v., Dros., Dulc., Hyosc., Kali carb., Nux, Phos., Puls., Rhus, Sabad., Sil., Squill., Sulf.	–	Acid. mur., Acon., Alumen, Camph., Cham., Chel., Clem., Coff., Ign., Nux, Puls., Rhus, Seneg.
Cactus	–	f., n.	–	Dig., Eupat., Lach., Nux, Sulf.	–	Acon., Cham., Chin.

Name der Arznei	Seiten-beziehung	Ver-schlimme-rungszeit	Ergänzt durch	Arzneien, die gut folgen (Freunde)	Entgegen-gesetzte (Feinde)	Gegenmittel
Cadmium	–	–	–	Acid. nitr., Alet., Bell., Carbo v., Lobel.	–	–
Calad.	–	E.	Acid. nitr.	Acon., Canth., Caust., Puls., Sep., Selen	Arum t.	Camph., Caps., Carbo v., Hyosc., Ign., Merc.
Calc. ars.	–	–	–	Con., Glon., Op., Puls.	–	Carbo v., Glon., Puls.
Calc. carb.	R. l. ro. u.	M. a. e. n.	Bell., Dulc., Nux-v., Puls., Rhus, Tuberc.	Acid. nitr., Agar., Aran., Bell., Borax, Bism., Dros., Dulc., Graph., Ipec., Kali bi., Lyc., Natr. carb., Nux, Phos., Plat., Pod., Puls., Rhus, Sars., Sep., Sil., Therid., Tuberc.	Bar. carb.; Bry.; Nicht vor Acid. nitr. und Sulf.	Acid. nitr., Bism., Bry., Camph., Chin., Iod., Ipec., Nitr. s. d., Nux, Sep., Sulf.

Name der Arznei	Seiten-beziehung	Ver-schlimmerungszeit	Ergänzt durch	Arzneien, die gut folgen (Freunde)	Entgegen-gesetzte (Feinde)	Gegenmittel
Calc. fluor.	—	—	—	Acid. phos., Calc. phos., Natr. mur., Sil.	—	—
Calc. phos.	r.	A. e. N.	Bac., Hep., Ruta, Sulf., Zinc.	Jod, Psor., Rhus, Sanic., Sulf.	—	—
Calend.	—	—	Hep.	Acid. nitr., Arn., Ars., Bry., Hep., Phos., Rhus	Camph.	Arn.
Camphor.	—	N.	Canth.	Ant. t., Ars., Bell., Cocc., Nux, Rhus, Veratr.	Nach Kali nitr.	Canth., Dulc., Nitr. s. d., Op., Phos.
Cann. sat.	—	F. N.	—	Bell., Hyosc., Lyc., Nux, Op., Puls., Rhus, Veratr.	Camph.	Camph., Merc.

Name der Arznei	Seiten-beziehung	Ver-schlimme-rungszeit	Ergänzt durch	Arzneien, die gut folgen (Freunde)	Entgegen-gesetzte (Feinde)	Gegenmittel
Canth.	R.	A.	Camph.	Bell., Kali bi., Kali jod., Merc., Phos., Puls., Sep., Sulf.	Coff.	Acon., Apis, Camph., Kali nitr., Laur., Puls., Rheum, Symph.
Caps.	L.	E. N.	Nat-m.	Bell., Cina., Lyc., Puls., Sil.	–	Acid. sulf., Calad., Camph., Chin., Cina
Carb. an.	l. o.	M. e. N.	Calc. phos.	Acid. nitr., Ars., Bell., Bry., (Carbo v.), Phos., Puls., Sep., Sil., Sulf., Veratr.	Carbo v.?	Ars., Camph., Lach., Nux, Vinum
Carb. veg.	–	F. e. n.	Chin., Dros., Kali carb., Phos.	Acid. phos., Acon., Ars., Chin., Dros., Kali carb. Lyc., Nux, Puls., Sep., Sulf., Veratr.	Carbo an.? Kreos. folgt nicht	Ars., Camph., Caust., Coff., Ferr., Lach., Nitr. s. d.
Cauloph.	–	–	–	–	Coff.	

24

Name der Arznei	Seiten-beziehung	Ver-schlimme-rungszeit	Ergänzt durch	Arzneien, die gut folgen (Freunde)	Entgegen-gesetzte (Feinde)	Gegenmittel
Caust.	r. ro.	N.	Coloc., Carbo v., Petros.	Ant. t., Arum t., Calc. Coloc., Guaj., Kali jod., Lyc., Nux, Puls., Rhus, Ruta, Sep., Sil., Stann., Sulf.	Acid. acet., Cocc., Coff., Phos.	Asa f., Coff., Coloc., Dulc., Guaj., Kali-n., Nit-s-d., Nux
Cham.	l.	E	Bell., Grat., Magn. carb., Puls., Sanic.	Acon., Arn., Bell., Bry., Cact., Calc., Cocc., Form., Merc., Nux, Puls., Rhus, Sep., Sil., Sulf.	Nux-v., Zinc.	Acon., Alum., Borax, Camph., Chin., Cocc., Coff., Coloc., Con., Ign., Nux, Puls., Valer.
Chelid.	R. l.	M. A. N.	Nat-n.	Acon., Ars., Bry., Cor. r., Ipec., Led., Lyc., Nux, Sep., Spig., Sulf.	—	Acid. sulf., Acon., Camph., Cham., Coff., Vinum

Name der Arznei	Seitenbeziehung	Verschlimmerungszeit	Ergänzt durch	Arzneien, die gut folgen (Freunde)	Entgegengesetzte (Feinde)	Gegenmittel
China	l. r.	N.	Ferr.	Acid. acet., Acid. phos., Arn., Ars., Asa f., Bell., Calc., Calc. phos., Ferr., Lach., Merc., Phos., Puls., Sulf., Veratr.	nach Dig. und Selen	Apis, Aran., Arn., Ars., Asa f., Bell., Bry., Carbo an., Carbo v., Calc., Caps., Caust., Cedr., Cina, Eupat.-per. Ferr., Ipec., Lach., Led., Lyc., Meny., Merc., Natr. carb., Natr. mur., Nux, Puls., Rhus, Sep., Sulf., Veratr.
Cicuta	–	A.	–	Bell., Hep., Op., Puls., Rhus, Sep.	–	Arn., Coff., Op., Tabac.

Name der Arznei	Seiten-beziehung	Ver-schlimmerungszeit	Ergänzt durch	Arzneien, die gut folgen (Freunde)	Entgegen-gesetzte (Feinde)	Gegenmittel
Cimicif.	l.	A. E.	—	—	—	Acon., Bapt.
Cina	L. u.	M. N.	—	Calc., Chin., Ign., Nux, Plat., Puls., Rhus, Sil., Stann.	—	Arn., Camph., Caps., Chin., Pip. n.
Cistus	—	m.	Bell., Carbo v., Magn. carb., Phos.	—	Coff.	Camph., Rhus, Sep.
Clemat.	L.	—	—	Calc., Rhus, Sep., Sil., Sulf.	—	Anac., Bry., Camph., Cham., Crot. t., Ran. b., Rhus
Coccul.	r.	E	—	Ars., Bell., Hep., Ign., Lyc., Nux, Op., Puls., Rhus, Sulf.	Caust., Coff.	Camph., Cham., Cupr., Ign., Nux

Name der Arznei	Seitenbeziehung	Verschlimmerungszeit	Ergänzt durch	Arzneien, die gut folgen (Freunde)	Entgegengesetzte (Feinde)	Gegenmittel
Coffea	–	M. N.	Acon.	Acon. fluor., Acon., Aur., Bell., Lyc., Nux, Op., Sulf.	Aster., Canth., Caust., Cocc., Ign., Stram.	Acid. acet., Acon., Cham., Chin., Grat., Ign., Merc., Nux, Puls., Sulf., Tab.
Colch.	r. l.	E. N.	–	Carbo v., Merc., Nux, Puls., Rhus., Sep.	Acid. acet.	Bell., Camph., Cocc., Led., Nux, Puls., Spig.
Collins.	–	–	–	Aesc. h., Aloe, Con.	–	Nux
Coloc.	R. l.	A. E.	Merc., Staph.	Bell., Bry., Caust., Cham., Merc., Nux, Puls., Spig., Staph.	–	Camph., Caust., Cham., Coff., Op., Staph.

Name der Arznei	Seiten-beziehung	Ver-schlimmerungszeit	Ergänzt durch	Arzneien, die gut folgen (Freunde)	Entgegengesetzte (Feinde)	Gegenmittel
Conium	R.	M. E.	Bar. mur.	Arn., Ars., Bell., Calc., Calc. ars., Cic., Dros., Lyc., Nux, Phos., Psor., Puls., Rhus, Stram., Sulf.	Nach Psor.	Acid. nitr., Coff., Dulc., Nitr. s. d.
Cor. r.	—	m.	Sulf.	Sulf.	—	Calc.
Crocus	L.	M. e. n.	—	Chin., Nux, Puls., Sulf.	—	Acon, Bell., Op.
Crot. h.	R.	n.	—	—	—	Lach.
Crot. tig.	l.	—	—	Kali-br., Rhus	—	Anac., Ant. t., Clem., Rhus, Ran. b.

29

Name der Arznei	Seiten-beziehung	Ver-schlimme-rungszeit	Ergänzt durch	Arzneien, die gut folgen (Freunde)	Entgegen-gesetzte (Feinde)	Gegenmittel
Cuprum	l.	n.	Calc.	Apis, Ars., Bell., Calc., Caust., Cic., Hyosc., Kali nitr., Puls., Stram., Veratr., Zinc.	—	Aur., Bell., Camph., Cham., Chin., Cic., Cocc., Con., Dulc., Hep., Ipec., Merc., Nux, Puls., Veratr.
Cycl.	U.	e.	—	Phos., Puls., Rhus, Sep., Sulf.	—	Camph., Coff., Puls.
Digit.	—	M. A.	—	Acid. acet., Bell., Bry., Cham., Lyc., Nux, Op., Phos., Puls., Sep., Sulf., Veratr.	Chin., Nitr. s. d., Ferr. folgt nicht	Acid. nitr., Apis, Calc., Camph., (Colch.), Nux, Op.
Dros.	—	M. N.	Nux	Calc., Cina, Con., Gnaph., Puls., Sulf., Veratr.	—	Camph.

Name der Arznei	Seiten-beziehung	Ver-schlimme-rungszeit	Ergänzt durch	Arzneien, die gut folgen (Freunde)	Entgegen-gesetzte (Feinde)	Gegenmittel
Dulc.	l. u.	M. A.	Bar. carb., Calc., Kali sulf., Sulf.	Bell., Calc., Lyc., Rhus, Sep.	Acid. acet., Bell., Lach.	Camph., Cupr., Ipec., Kali carb., Merc.
Eupat. perf.	—	f.	—	Natr. mur., Sep., Tuberc.	—	—
Euphorb.	L.	—	—	Ferr., Lach., Puls., Sep., Sulf.	—	Acid. acet., Camph., Op.
Euphras.	l. ro.	M. E. N.	—	Acon., Alum., Calc., Con., Lyc., Merc., Nux, Phos., Puls., Rhus, Sil., Sulf.	—	Camph., Caust., Puls.
Ferr.	l. ro.	D. M. E.	Alum., Chin., Ham.	Acon., Arn., Bell., Chin., Con., Lyc., Merc., Phos., Puls., Veratr.	Acid. acet.	Arn., Ars., Bell., Chin., Hep., Ipec., Puls., Sulf., Veratr.

Name der Arznei	Seiten-beziehung	Ver-schlimmerungszeit	Ergänzt durch	Arzneien, die gut folgen (Freunde)	Entgegengesetzte (Feinde)	Gegenmittel
Gamb.	—	M. E. N.	—	—	—	Camph., Coff., Coloc., Kali carb., Op.
Gelsem.	—	m.	—	Bapt., Cact., Ipec.	—	Atrop., Chin., Coff., Dig., Nat-m., Nux-m.
Glon.	—	—	—	—	—	Acon., Camph., Coff., Nux
Graph.	L.	N.	Ars., Caust., Ferr., Hep., Lyc.	Euph., Natr. sulf., Sil.	—	Acon., Ars., Chin., Nux
Guajac.	l. u.	M. F. E.	—	Calc., Merc.	—	Nux
Hamam.	—	—	Ferr.	Arn.	—	Arn., Camph., Chin., Puls.
Helleb.	—	E. N.	—	Bell., Bry., Chin., Lyc., Nux, Phos., Puls., Sulf., Zinc.	—	Camph., Chin.

Name der Arznei	Seiten-beziehung	Ver-schlimme-rungszeit	Ergänzt durch	Arzneien, die gut folgen (Freunde)	Entgegen-gesetzte (Feinde)	Gegenmittel
Hepar	r.	M. F.	Calend., Merc., Sil.	Abrot., Acid. nitr., Acon., Am., Arum t., Bell., Bry., Calend., Jod., Lach., Merc., Nux, Puls., Rhus, Sep., Sil., Spong., Sulf., Zinc.	—	Acid. acet., Ars., Bell., Cham., Sil.
Hyosc.	—	N.	—	Bell., Puls., Stram., Veratr.	—	Acid. acet., Acid. citric., Bell., Chin., Stram.
Hyper.	—	—	—	—	—	Ars., Cham., Sulf.
Ignatia	r.	M. A. N.	Natr. mur.	Alum. phos., Ars., Bell., Calc., Chin., Cocc., Lyc., Nux, Puls., Rhus, Sep., Sil., Sulf.	Coff., Nux, Tabac.	Acid. acet., Arn., Cham., Cocc., Puls.

Name der Arznei	Seiten-beziehung	Ver-schlimme-rungszeit	Ergänzt durch	Arzneien, die gut folgen (Freunde)	Entgegen-gesetzte (Feinde)	Gegenmittel
Ipec.	r.	E.	Ant. t., Arn., Cupr.	Ant. c., Ant. t., Apis, Aran., Arn., Ars., Bell., Bry., Cact., Cadm., Calc., Cham., Chin., Cupr., Ign., Nux, Phos., Pod., Puls., Rheum, Sep., Sulf., Tabac., Veratr.	—	Arn., Ars., Chin., Nux, Tabac.
Jodum	—	E. N.	Bad., Lyc.	Acon., Arg. nitr., Calc., Calc. phos., Kali bi, Lyc., Merc., Phos., Puls.	—	Acon. Ant. t., Apis, Ars., Bell., Camph., Chin., Chin. sulf., Coff., Ferr., Graph., Grat., Hep., Op., Phos., Spong., Sulf., Thuja

Name der Arznei	Seiten-beziehung	Ver-schlimme-rungszeit	Ergänzt durch	Arzneien, die gut folgen (Freunde)	Entgegen-gesetzte (Feinde)	Gegenmittel
Kali bi.	—	M. n.	Ars.	Ant. t., Berb., Puls.	Calc. folgt nicht	Ars., Lach., Puls.
Kali brom.	—	n.	—	Cact.	—	Camph., Helon., Nux, Zinc.
Kali carb.	U. lo.	n.	Carbo v., Nux	Acid. fluor., Acid. nitr., Ars., Carbo v., Lyc., Phos., Puls., Sep., Sulf.	—	Camph., Coff., Dulc., Nitr.s. d.
Kali jod.	—	M. n.	—	Acid. nitr.	—	Acid. nitr., Amm. mur., Ars., Chin., Hep., Merc., Rhus, Sulf., Valer.

Name der Arznei	Seiten-beziehung	Ver-schlimmerungszeit	Ergänzt durch	Arzneien, die gut folgen (Freunde)	Entgegen-gesetzte (Feinde)	Gegenmittel
Kali nitr.	–	M. A. E.	–	Bell., Calc., Puls., Rhus, Sep., Sulf.	Camph.	Nitr. s. d.
Kali sulf.	–	u.	–	Acid. acet., Ars., Calc., Hep., Kali carb., Puls., Rhus, Sep., Sil., Sulf.	–	–
Kalmia	–	M. E.	Acid. benz.	Calc., Lith., Lyc., Natr. mur., Puls., Spig.	–	Acon., Bell., Spig.
Kreos.	L. U.	M.	–	Acid. nitr., Ars., Bell., Calc., Kali carb., Lyc., Nux, Rhus, Sep., Sulf.	Nach Carbo v. und Chin.	Acon., Ferr., Nux

Name der Arznei	Seitenbeziehung	Verschlimmerungszeit	Ergänzt durch	Arzneien, die gut folgen (Freunde)	Entgegengesetzte (Feinde)	Gegenmittel
Lach.	L. lo. U.	M.	Acid. nitr., Hep., Lyc.	Acon., Alum., Ars., Bell., Brom., Cact., Calc., Carbo v., Caust., Chin., Cic., Con., Euph., Hep., Hyosc., Kali bi., Lac c., Lyc., Merc., Merc. j. fl., Natr. mur., Nux, Oleand., Phos., Puls., Rhus, Sil., Sulf., Tarent.	Acid. acet. Acid. carbol., Acid. nitr., Amm. carb., Dulc., Psor.	Acid. nitr., Acid. phos., Alum., Ars., Bell., Calc., Carbo v., Cham., Cocc., Coff., Hep., Led., Merc., Nux, Op., Sep., Tarent.
Laur.	—	F.A.E.	—	Bell., Carbo v., Phos., Puls., Veratr.	—	Camph., Coff., Ipec., Pod., Nux m., Op.

Name der Arznei	Seiten-beziehung	Ver-schlimmerungszeit	Ergänzt durch	Arzneien, die gut folgen (Freunde)	Entgegen-gesetzte (Feinde)	Gegenmittel
Ledum	L.O.	A. E.	Ther.	Acid. sulf., Acon., Bell., Bry., Chel., Nux, Puls., Rhus, Sulf.	Chin.	Camph., Rhus.
Lil. tigr.	—	N.	—	—	—	Helon., Nux, Puls., Plat.
Lycop.	R. ro. U.	A.E.N.	Chel., Fl-ac., Ign., Ip., Jod., Kali-i., Lach., Led., Puls., Sulf.	Anac., Bell., Bry., Carbo v., Colch., Dros., Dulc., Graph., Hyosc., Kali carb., Lach., Led., Nux, Phos., Puls., Sep., Sil., Stram., Sulf., Therid., Veratr.	Coff. Nicht vor Calc. und nach Sulf.	Acon., Camph., Caust., Cham., Graph., Puls.

Name der Arznei	Seiten-beziehung	Ver-schlimmerungszeit	Ergänzt durch	Arzneien, die gut folgen (Freunde)	Entgegengesetzte (Feinde)	Gegenmittel
Magn. carb.	–	e. N.	Cham.	Caust., Phos., Puls., Sep., Sulf.	–	Ars., Cham., Coloc., Merc., Nux, Puls., Rheum
Magn. mur.	r.	e. N.	–	Bell., Lyc., Natr. mur., Nux, Puls., Sep.	–	Ars., Camph., Cham., Nux
Mangan	r. u.	E.	–	Puls., Rhus., Sulf.	–	Camph., Coff., Merc.
Medorrh.	–	D.	Sulf.	Sulf., Thuja	–	Ipec.
Menyanth.	–	E.	–	Caps., Lyc., Puls., Rhus	–	Camph.

Name der Arznei	Seiten-beziehung	Ver-schlimme-rungszeit	Ergänzt durch	Arzneien, die gut folgen (Freunde)	Entgegen-gesetzte (Feinde)	Gegenmittel
Merc.	r. l.	M. A. N.	Bad., Bell., Hep.	Acid. mur., Acid. nitr., Ars., Asa f., Bell., Calc., Calc. phos., Carbo v., Chin., Dulc., Guaj., Hep., Jod., Lach., Lyc., Phos., Puls., Rhus, Sep., Sulf., Thuja	Acid. acet., Sil.	Acid. mur., Acid. nitr., Aran., Ars., Asa f., Aur., Bell., Bry., Calad., Calc., Caps., Carbo v., Caust., Chin., Cina, Clem., Con., Cor. r., Cupr., Daph., Dulc., Ferr., Guaj., Hep., Hyos., Iris, Jod., Kali bi., Kali chlor., Kali jod., Lach., Lyc., Mag-m., Mez., Nux m, Nux., Op., Phyt., Pod., Puls., Ratanh., Sars., Sep., Spig., Staph., Still., Stram., Sulf., Ter., Thuj., Valer.

Name der Arznei	Seiten-beziehung	Ver-schlimmerungszeit	Ergänzt durch	Arzneien, die gut folgen (Freunde)	Entgegen-gesetzte (Feinde)	Gegenmittel
Mezer.	L. r. u.	N.	Merc.	Calc., Caust., Ign., Lyc., Merc., Nux, Phos., Puls.	—	Acid. sulf., Acon., Bry., Calc., Camph., Kali jod., Merc., Nux
Millef.	—	—	—	—	—	—
Mosch.	r.	A.	—	—	Coff.	Camph., Coff.
Natr. carb.	r.	d. M.F. a. E. n.	Sep.	Acid. nitr., Calc., Nux, Puls., Selen, Sepia, Sulf.	—	Camph., Nitr. s. d.
Natr. mur.	—	D. M. f. a. E. N.	Apis, Caps., Ign., Sep.	Apis, Bry., Calc., Hep., Kali carb., Puls., Rhus, Sep., Sulf., Thuja	—	Ars., Camph., Nitr. s. d. Nux, Phos., Sepia
Nat. nit.	—	—	Chel.	—	—	—

41

Name der Arznei	Seiten-beziehung	Ver-schlimme-rungszeit	Ergänzt durch	Arzneien, die gut folgen (Freunde)	Entgegen-gesetzte (Feinde)	Gegenmittel
Natr. sulf.	—	n.	Ars., Thuja	Bell., Ferr-p., Nat. mur., Thuja	—	—
Nux m.	r.	F. E.	—	Ant. t., Lyc., Nux, Puls., Rhus, Stram.	—	Camph., Gels., Laur., Nux, Op., Valer., Zinc.
Nux vom.	R.	F. A.	Kali carb., Sepia, Sulf.	Acid. phos., Act. sp., Aesc., Aran., Ars., Bell., Bry., Cact., Calc., Carbo v., Cobalt, Cocc., Colch., Hyosc., Lyc., Phos., Puls., Rhus, Sep., Sulf.	Acid. acet., Aster., Ign., Zinc.	Acon., Ambr., Ars., Bell., Camph., Cham., Cocc., Coff., Euph., Ign., Iris, Op., Puls., Stram., Thuja

Name der Arznei	Seiten-beziehung	Ver-schlimme-rungszeit	Ergänzt durch	Arzneien, die gut folgen (Freunde)	Entgegen-gesetzte (Feinde)	Gegenmittel
Oleander	L.	n.	–	Con., Lyc., Natr. mur., Puls., Rhus, Sep., Spig.	–	Camph., Sulf.
Opium	–	m. n.	Plb.	Acon., Ant. t., Bell., Bry., Hyosc., Nux, Nux m., Samb.	–	Acid. acet., Acid. mur., Bell., Cham., Cic., Coff., Cupr., Gels., Ipec., Merc., Nux, Puls., Sars., Veratr., Zinc.
Pallad.	–	–	Plat.	–	–	Bell., Chin., Glon.
Paris	l. u.	E.	–	Colch., Led., Lyc., Nux, Phos., Puls., Rhus, Sep., Sulf.	Ferr. phos.	Camph., Coff.
Pertuss.	–	–	–	Caust., Cor-r., Podo.	Infl.	–

Name der Arznei	Seitenbeziehung	Verschlimmerungszeit	Ergänzt durch	Arzneien, die gut folgen (Freunde)	Entgegengesetzte (Feinde)	Gegenmittel
Petrol.	r.	N.M.E.	Sep.	Acid. nitr., Bry., Calc., Lyc., Nux, Puls., Sep., Sil., Sulf.	—	Acon., Cocc., Nux, Phos.
Phos.	L. RO. U.	M.	All. c., Ars., Carbo v., Ip., Sil.	Ars., Bell., Bry., Calc., Carbo v., Chin., Kali carb., Lyc., Puls., Rhus, Sep., Sil., Sulf.	Apis, Caust.	Ars., Calc., Camph., Coff., Mez., Nux, Sep., Tereb.
Phytol.	—	M.	—	—	—	Bell., Ign, Iris., Merc., Mez., Nit-s-d., Sulph.
Plat.	—	E.	Pall.	Anac., Arg met., Bell., Ign, Lyc., Puls., Rhus, Sep., Veratr.	—	Bell., Nitr.s.d., Puls.

Name der Arznei	Seiten-beziehung	Ver-schlimme-rungszeit	Ergänzt durch	Arzneien, die gut folgen (Freunde)	Entgegen-gesetzte (Feinde)	Gegenmittel
Plumb.	ro.	E.N.	—	Ars., Bell., Lyc., Merc., Phos., Puls., Sil., Sulf.	—	Acid. sulf., Alumen, Alum., Ant. c., Ars., Bell., Caust., Cocc., Hep., Hyosc., Kali brom., Kreos., Nux, Nux m., Op., Petr., Plat., Stram., Zinc.
Pod.	—	M.	(Sulf.)	—	—	Acid. lact., Coloc., Lept., Nux
Psor.	—	M.	Bac., Sulf., Tuberc.	Alum., Borax, Bar. carb., Carbo v., Chin., Hep., Sulf.	Con., Lach., Sep.?	Coff.

Name der Arznei	Seiten-beziehung	Ver-schlimmerungszeit	Ergänzt durch	Arzneien, die gut folgen (Freunde)	Entgegengesetzte (Feinde)	Gegenmittel
Pulsat.	R.	D.M.	Acid. sulf., All. c., Arg-n., Cham., Kali mur., Kali sulf., Lyc., Phos., Sil., Stann., Tuberc.	Acid. nitr., Anac., Ant. c., Ant. t., Asa f., Ars., Bell., Bry., Calc., Euph., Graph., Ign., Kali-bi., Kali mur., Kali sulf., Lyc., Nux, Phos., Rhus, Sep., Sil., Sulf.	—	Asa f., Calc-p., Cham., Coff., Ign., Nux, Stann., Sulf.
Ran. b.	r.	M.F.A. E.	—	Bry., Ign., Kali carb., Nux, Rhus, Sabad., Sep., Sulf.	Acid. acet., Nit-s-d., Staph., Sulf., Vinum.	Anac., Bry., Camph., Clem., Crot.t., Puls., Rhus
Ran. sc.	R. l.	E.	—	Bell., Lach., Phos., Puls., Rhus, Sil.	—	Camph., Coff., Puls.

Name der Arznei	Seiten-beziehung	Ver-schlimme-rungszeit	Ergänzt durch	Arzneien, die gut folgen (Freunde)	Entgegen-gesetzte (Feinde)	Gegenmittel
Rheum	–	M. N.	Magn. carb.	Bell., Ip., Puls., Rhus, Sulf.	–	Camph., Cham., Coloc., Merc., Nux, Puls.
Rhod.	r. l.	M. E. N.	–	Arn., Ars., Calc., Con., Lyc., Merc., Nux, Puls., Sep., Sil., Sulf.	–	Bry., Camph., Clem., Rhus
Rhus	LO.	D. M. F. A. E. n.	Bry., Calc.	Acid. mur., Acid. phos., Ars., Aran., Arn., Bell., Berb., Bry., Cact., Calc., Calc. phos., Cham., Con., Dros., Graph., Hyosc., Lach., Merc., Nux, Phos., Puls., Sep., Sulf.	Apis verträgt sich nicht, aber Phos. folgt gut (KENT)	Acon., Amm. carb., Anac., Bell., Bry., Camph., Clem., Coff., Crot.t., Graph., Grindel., Guaj., Lach., Led., Merc., Sang., Ran. b. Sep., Sulf., Vib.

Name der Arznei	Seiten-beziehung	Ver-schlimme-rungszeit	Ergänzt durch	Arzneien, die gut folgen (Freunde)	Entgegen-gesetzte (Feinde)	Gegenmittel
Rumex	—	A. E.	—	Calc.	—	Bell., Camph., Con., Hyosc., Lach., Phos.
Ruta	—	E.	Calc. phos.	Acid. phos., Acid. sulf., Calc., Caust., Lyc., Puls., Sep., Sulf.	—	Camph.
Sabad.	r. u.	M.	Sepia	Ars., Bell., Merc., Nux, Puls.	—	Camph., Con., Puls.
Sabina	r. u. l.	E.	Thuja	Ars., Bell., Puls., Rhus, Spong., Sulf.	—	Camph., Puls.
Sambuc.	—	E.	—	Ars., Bell., Con., Dros., Nux, Phos., Rhus, Sep.	—	Ars., Camph.
Sang.	r.	d.M.A.E.	—	—	—	—

48

Name der Arznei	Seiten-beziehung	Ver-schlimme-rungszeit	Ergänzt durch	Arzneien, die gut folgen (Freunde)	Entgegen-gesetzte (Feinde)	Gegenmittel
Sarsap.	R. U.	A. N.	All. c., Merc., Sepia	All. c, Bell., Hep, Merc., Phos., Rhus, Sep., Sulf.	Acid. acet.	Bell., Merc., Sepia
Secale	r.	N.	—	Acon., Ars., Bell., Chin., Merc., Puls.	—	Camph., Op.
Selen	L.	A. N.	—	Calc., Merc., Nux, Sep.	Chin., Vinum	Ign., Puls.
Senega	—	M. A. E.	—	Arum t, Calc., Lyc., Phos., Sulf.	—	Arn., Bell., Bry., Camph.
Sepia	L.	D. M. F. N.	Nat-c., Natr. mur., Nux, Sabad, Sil., Sulf.	Acid.nitr., Bell., Calc., Carbo v., Con., Dulc., Euph., Graph., Lyc., Natr. carb, Nux, Petr., Puls., Sars., Sil., Sulf., Rhus, Tarent.	Bry., Lach.	Acon., Ant.c., Ant.t., Nitr.s.d., Rhus, Sulf., Vegetable Acids

49

Name der Arznei	Seiten-beziehung	Ver-schlimme-rungszeit	Ergänzt durch	Arzneien, die gut folgen (Freunde)	Entgegen-gesetzte (Feinde)	Gegenmittel
Silicea	r. l. ro.	M. F. A. N.	Acid. fluor., Calc., Puls., Sanic., Sulf. Thuja	Acid. fluor., Aran., Ars., Asa f., Bell., Calc., Clem., Graph., Hep., Lach., Lyc., Nux, Phos., Puls., Rhus, Sep., Sulf., Tuberc., Thuja	Merc.	Acid. fluor., Camph., Hep.
Spigel.	l. u.	M. N.	—	Acon., Arn., Ars., Bell., Calc., Cimic., Dig., Iris., Kali carb., Kalm., Nux, Puls., Rhus, Sepia, Sulf., Zinc.	—	Aur., Camph., Cocc., Puls.
Spongia	—	f.	—	Acid. fluor., Brom., Bry., Carbo v., Con., Hep., Kali brom., Nux, Phos., Puls.	—	Acon., Camph.

50

Name der Arznei	Seiten-beziehung	Ver-schlimme-rungszeit	Ergänzt durch	Arzneien, die gut folgen (Freunde)	Entgegen-gesetzte (Feinde)	Gegenmittel
Squil.	L. lo.	m.	—	Ars., Bar. carb., Ign., Nux, Rhus, Sil.	All-c., All. s.	Camph.
Stann.	L. lo.	D. M. F. E. N.	Puls.	Bac., Calc., Kali carb., Lyss., Nux, Phos., Puls., Sulf.	—	Puls.
Staph.	r. u.	A. N.	Caust., Coloc.	Acid. fluor., Calc., Caust., Coloc., Kali carb., Ign., Lyc., Nux, Puls., Rhus, Selen, Sulf.	Ran. b.	Camph.
Stram.	—	M.	—	Acon., Bell., Bry., Cupr., Hyosc., Nux	Coff.	Bell., Hyosc., Nux, Op., Puls.
Stront.	r. u.	E. N.	—	Bell., Caust., Kali carb., Puls., Rhus, Sep., Sulf.	—	Camph.
Strychn.	—	—	—	—	—	Acon., Camph., Hyos.

51

Name der Arznei	Seiten-beziehung	Ver-schlimme-rungszeit	Ergänzt durch	Arzneien, die gut folgen (Freunde)	Entgegen-gesetzte (Feinde)	Gegenmittel
Sulf.	L. r.	D. F. N.	Acon., Aloe, Ant-t., Ars., Bad., Ip., Nux, Psor., Puls., Sil.	Acid. nitr., Acon., Aesc. h., Alum., Apis, Ars., Bar. carb, Bell., Berb., Borax, Bry., Calc., Calc-p., Carbo v., Dros., Euph., Graph., Guaj., Kali carb., Merc., Nux, Phos., Pod., Puls., Rhus, Samb., Sars., Sep.	Ran. b. – Lyc. folgt auf Sulf. nicht. Sulf. folgt auf Calc. nicht.	Acon., Ars., Camph., Caust., Cham., Chin., Con., Merc., Nux, Puls., Rhus, Sep., Sil., Thuj.
Tabac.	–	E.	–	Carbo v., Lyss.	Ign.	Acid. acet., Ars., Camph., Clem., Cocc., Coff., Gels., Ign., Ipec., Lyc., Nux, Phos., Puls., Sep., Spig., Staph., Veratr.

Name der Arznei	Seiten-beziehung	Ver-schlimme-rungszeit	Ergänzt durch	Arzneien, die gut folgen (Freunde)	Entgegen-gesetzte (Feinde)	Gegenmittel
Tarax.	l. LO.	m. f.	—	Ars., Asa f., Bell., Chin., Lyc., Rhus, Staph., Sulf.	— —	Camph.
Tellur.	—	N.	—	—	—	Nux
Teucrium	r.	A.	—	Chin., Puls., Sil.	—	Camph.
Therid.	—	—	—	—	—	Acon., Graph., Mosch.
Thuja	lo.	A. E.	Ars., Medor., Nat. mur., Natr. sulf., Sabina, Sil.	Acid. nitr., Asa f., Calc., Ign., Kali carb., Lyc., Merc., Puls., Sabin., Sil., Sulf.	—	Camph., Cham., Cocc., Colch., Merc., Puls., Staph., Sulf.

Name der Arznei	Seiten-beziehung	Ver-schlimme-rungszeit	Ergänzt durch	Arzneien, die gut folgen (Freunde)	Entgegen-gesetzte (Feinde)	Gegenmittel
Tubercul.	–	–	Bell., Calc., Hydras., Psor., Sulf.	Bar. carb., Calc., Calc-i., Calc. phos., Kali-s., Phos, Puls., Sep., Sil., Thuj.	–	–
Valer.	–	M. F. A.	–	Phos., Puls.	–	Bell., Camph. Cina, Coff., Merc., Puls.
Veratr.	lo.	M. N.	Arn.	Acon., Arg. nitr., Arn., Ars., Bell., Carbo v., Cham., Chin., Cupr., Dros., Dulc., Ipec., Puls., Rhus, Samb., Sep., Sulf.	–	Acon., Ars., Camph., Chin., Coff., Staph.

Name der Arznei	Seitenbeziehung	Verschlimmerungszeit	Ergänzt durch	Arzneien, die gut folgen (Freunde)	Entgegengesetzte (Feinde)	Gegenmittel
Verbasc.	lo. U.	M.	–	Bell., Chin., Lyc., Puls., Rhus, Sep., Stram., Sulf.	–	Camph.
Vespa	l.	–	–	–	Arg. nitr.	Apis, Acid. acet., Camph.
Viol. od.	l.	–	–	Bell., Cina, Cor. r., Nux, Puls.	–	Camph.
Viol. tr.	lo.	F. A. n.	–	Puls., Rhus, Sep., Staph.	–	Camph., Merc., Puls., Rhus
Zinc.	r. u.	A.	Calc-p.	Hep., Ign., Puls., Sep., Sulf.	Cham., Nux, Vinum	Camph., Hep., Ign., (Lob.)